FACULTÉ DE MÉDECINE DE NANCY

COURS

DE THÉRAPEUTIQUE

ET DE

MATIÈRE MÉDICALE

DES FORMES MÉDICAMENTEUSES. — CLASSIFICATION

NANCY

IMPRIMERIE BERGER-LEVRAULT ET Cie

11, rue Jean-Lamour, 11

1881

FACULTÉ DE MÉDECINE DE NANCY

COURS

DE THÉRAPEUTIQUE

ET DE

MATIÈRE MÉDICALE

DES FORMES MÉDICAMENTEUSES. — CLASSIFICATION

NANCY

IMPRIMERIE BERGER-LEVRAULT ET Cⁱᵉ

11, rue Jean-Lamour, 11

1881

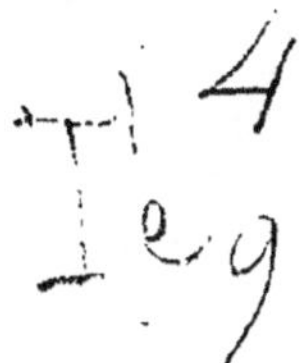

DES

FORMES MÉDICAMENTEUSES

On divise les formes médicamenteuses en quatre classes :

Formes solides ;
—   molles ;
—   liquides ;
—   volatiles et gazeuses.

Chaque classe sera étudiée au point de vue de l'usage :

Formes mixtes, c'est-à-dire pour usage interne ou externe ;
Formes pour usage interne ;
Formes pour usage externe.

Ire CLASSE.

Formes solides.

A. FORMES MIXTES.

1° Espèces. — Plantes, parties de plantes, produits végétaux, substances inorganiques, le tout grossièrement divisé.

a) *Espèces pour usage interne.* — Exemple : *Espèces pectorales* (fleurs de bouillon-blanc, de coquelicot, de guimauve, de tussilage, de violette,) — officinales. — S'emploient en tisane, en infusion.

b) *Espèces pour usage externe* — Exemple: *Espèces émollientes* (feuilles de bouillon-blanc, de guimauve, de mauve, de pariétaire), — officinales. S'emploient en décoction.

2° Poudres. — Elles s'obtiennent à l'aide de procédés pharmaceutiques divers, par la réduction des matières premières en particules très fines. — La *pulvérisation* modifie l'état moléculaire sans altérer profondément l'action des principes actifs. — La forme poudre a l'*avantage* de représenter tous les principes contenus dans les médicaments.

On *divise* les poudres en *simples* et *composées*.

a) *Poudres pour usage interne.* — Exemple : *Poudre de digitale, — simple, — officinale. — Poudre de Dower* (extrait d'opium, nitre, sulfate de potas-

sium, ipécacuanha, réglisse), — *composée, officinale.*
1 gramme contient 0,09 d'extrait d'opium sec.

b) *Poudres pour usage externe.* — Exemple :
Poudre de fleurs de tan, — simple, — officinale.

c) *Formulation des poudres.* — Association de poudres simples ou mélange de poudres avec un extrait, une teinture, une huile essentielle. — Pour l'usage interne, le *poids* de la poudre ne doit pas, par prise, dépasser 1 gramme pour les *poudres lourdes,* et 0,25 pour les *poudres légères.* — On *formule* par *multiplication.* Exemple : poudre magistrale :

```
Pr. Camphre en poudre.
    Poudre d'ipéca ââ . . . . . . . . . .   0,10
    Soufre doré d'antimoine. . . . . . . .   0,05
    Sucre en poudre. . . . . . . . . . . .   0,25
```

m. f. s. a. une poudre. Répétez 10 fois la dose.
Insérez dans cachets Limousin.
s. Un cachet toutes les 2 heures. (Dans la broncho-pneumonie asthénique des vieillards.)

d) *Mode d'administration des poudres.* — Confiture, pain à chanter, cachets, insufflation, sachets.

B. FORMES SOLIDES POUR USAGE INTERNE.

3° **Saccharures.** — Poudre de sucre associée à une poudre, une teinture, une huile essentielle, un extrait. Le sucre conserve bien la préparation. — Exemple : *saccharure de lichen.*

Les saccharures se *prescrivent* ou se *formulent.*

4° **Tablettes, pastilles.** — Sucre, gomme arabique et

gomme adragante, eau et substances actives. On dessèche. — Exemple : *tablettes de baume de Tolu.* — Les pastilles se font à la bassine et sont imprégnées de principe actif. — Exemple : *pastilles de menthe.*

5° Dragées, granules, sels effervescents granulés. —Fabrication difficile, enrobage de sucre. — Exemple : *dragées d'ergotine, granules d'arséniate de sodium* à $0^{gr},001$ le granule, *sels effervescents* au carbonate de lithium, dont 3 grammes contiennent $0^{gr},10$ de carbonate.

6° Cachets médicamenteux. — Ils sont formés de deux petites rondelles de pain azyme renfermant, dans la partie formant cupule, une poudre. *Cachets de Limousin*, contiennent 0,30 de rhubarbe, 0,10 de sulfate de quinine, 0,02 de podophyllin. — Spécialité.

7° Biscuits médicamenteux. — 10 gr. de pâte de biscuit avec substance active. — Exemple : *biscuits iodurés :* 0,10 d'iodure de potassium. — Spécialité.

C. FORMES SOLIDES POUR USAGE EXTERNE.

8° Moxas. — Pour cautérisation ignée : lycopode, charbon, nitre, ââ 50 gr. alcool et solution gommeuse, pâte en forme de cône desséché. — Moelle de grand soleil. — Ouate nitrée.

9° Clous fumants. — Nitre, gomme, benjoin. — Nitre, gomme, goudron — pour vapeurs médicamenteuses.

10° Crayons. — Cylindres de sels caustiques. — Exemple : *nitrate d'argent.*

11° Trochisques. — Petites masses solides, en forme de toupie, que l'on insère dans les tissus. Peu employé. — Exemple : *trochisques au sublimé.* — On s'en sert aussi comme clous fumants.

12° Flèches. — Pâte de farine, eau et caustique. — Exemple : *flèche au chlorure de zinc,* pour enchevillement.

13° Savons. — Le savon amygdalin est le savon médicinal. — Savons d'alcaloïdes. — Exemple : *savon au chlorhydrate de morphine* (stéarate, oléate, margarate de morphine).

14° Suppositoires. — Savon, beurre de cacao et substance active — Exemple : *suppositoire au ratanhia,* application anale.

15° Sparadrap. — Pour pansements, contention (emplâtre simple, cire jaune, poix, térébenthine, gomme ammoniaque, galbanum, sagapénum, résine élémi).

16° Papiers médicamenteux. — Exemple : *papier Fayard et Blayn* (minium, ail, térébenthine, huile, cire. Spécialité). — *Collyres secs de Leperdriel* (spécialité). Papier non collé. — 100 centimètres carrés sont imbibés de 0,10 de substance active (sulfate d'atropine, ésérine). 1 centimètre carré représente 0,001 de substance; ce centimètre, filigrané, est divisé en 10 parties, dont chacune contient 0,0001.

17° Coton médicamenteux. — Exemple : *coton iodé de Mehu* (spécialité), *ouate de pin.*

18° Médicaments dilatateurs. — Exemple : *éponge à la ficelle, à la cire.* — *Laminaria digitata* (dont les grandes cellules absorbent très-facilement l'eau).

19° Bougies médicinales. — Masse emplastique coulée autour d'une mèche. — Exemple : *bougie au nitrate d'argent, — au tannin.*

20° Catgut. — Fils antiseptiques pour ligatures. — Fil de corde à boyaux que l'on fait macérer dans : huile d'olives 100, acide phénique 20, eau 2, pendant 5 à 6 mois.

II° CLASSE.

Formes molles.

A. FORMES MIXTES.

21° Pulpes. — Plantes ou parties de plantes fraîches dont on sépare les parties ligneuses à l'aide d'un tamis. Forme de mauvaise conservation.

    a) *Pour usage interne.* — Exemple : *pulpe de tamarin, pulpe de casse.*

    b) *Pour usage externe.* — Exemple : *pulpe de ciguë, — de pommes de terre.*

22° Extraits. — Forme provenant de l'évaporation des *sucs naturels* ou *artificiels*. Ils doivent présenter l'odeur et la saveur des plantes employées, — les extraits actifs correspondant comme activité *au quart* de la substance employée.

Lorsque le médecin ne spécifie pas, le pharmacien

doit toujours délivrer l'*extrait aqueux,* qui est moins actif.

Division des extraits :

a) *Extraits aqueux :*

α) *Avec sucs naturels* dépurés ou non. — La dépuration enlève de la chlorophylle qui retient du principe actif.

Exemple : *pour usage interne : extrait ou rob de sureau.*

Exemple : *pour usage externe : extrait de ciguë.*

β) *Avec sucs artificiels.* — Eau et substance sèche.

Exemple : *pour usage interne : extrait de gentiane.*

— *pour usage externe : extrait de ratanhia.*

b) *Extraits alcooliques.* — Alcool, alcool et eau.

Exemple : *pour usage interne : extrait alcoolique de quinquina.*

Exemple : *pour usage externe : extrait alcoolique de ciguë.*

c) *Extraits éthérés.* — Éther sulfurique et substance sèche.

Exemple : *usage interne : extrait éthéré de fougère mâle.*

Exemple : *usage externe : extrait éthéré de cantharides.*

23° Mucilages. — Liquide épais, gélatineux. Eau et substance gommeuse et autres.

Exemple : *pour usage interne : mucilage de gomme arabique.*

Exemple : *pour usage externe : mucilage de coings.*

*

B. FORMES MOLLES POUR USAGE INTERNE.

24° Pilules. — La *masse pilulaire* est un mélange de poudres avec substances molles ou liquides.

Le tableau suivant indique les proportions :

1 GRAMME.	EAU.	ALCOOL	SIROP, MIEL.	EXTRAIT
Poudre végétale légère. . . .	0,25	»	0,50	0,75
Résines et gommes résines . .	»	0,10	0,25	0,50
Oxydes et sels	»	»	»	0,25

Le *poids* de chaque pilule ne doit pas dépasser 0,30 ; on les *formule* par *multiplication*. — Exemple :

Pr. Oxyde de zinc 0,200
    Extrait alcoolique de stramoine.
      — d'opium ââ 0,025
m. f. s. a. une pilule, répétez 40 fois la dose, argentez.
s. de 1 à 8 dans les 24 heures (névralgies).

Les pilules, pour se mieux conserver et ne pas s'accoler dans la boîte qui les contient, sont *enrobées* par de la poudre de réglisse, de lycopode, par du baume de Tolu, une feuille d'argent, une feuille d'or.

Il ne faut pas les employer trop sèches et anciennes ; elles durcissent.

25° Bols. — Forme sphérique plus grosse, plus molle

que les pilules ; d'un poids de 0,50 à 1 gramme.
Exemple : *bols de thériaque.*

26° Capsules, perles. — Gomme, sucre, gélatine, jujube ; pour envelopper des substances diverses, on leur donne une forme ovoïde ou sphérique.
Exemples : *perles d'éther.*

27° Pâtes. — Sucre et gomme. — Exemple : *pâte de lichen.*

28° Électuaires, opiats, confections, marmelades. — Extraits et substances diverses mélangés en consistance molle, sans forme définie.
Exemple : *électuaire thériaque* ; bonne préparation contenant des poudres de plantes aromatiques, de l'opium, du sulfate de fer, du castoréum, etc. *Fabrication célèbre autrefois à Venise ; aujourd'hui,* le *Codex français* indique 60 substances ; celui d'*Anvers,* 20 ; celui de *Londres,* 5.
1 gramme contient 0,01 d'opium brut.

29° Conserves. — Sucre et substances végétales.
Exemple : *conserve de roses rouges.*

30° Gelées. — Gélatine pectine.
Exemple : *gelée de lichen d'Islande.*

C. FORMES MOLLES POUR USAGE EXTERNE.

31° Pommades. — Mélange de substances actives avec un corps gras (*axonge benzoïnée*), avec un corps mou (*vaseline*).
Exemple : pommades mercurielles officinales :

pommade double dite onguent napolitain, — pommade simple (1 p. de pommade double et 3 p. d'axonge).

32° Cérats. — Cire et huile.

Exemple : *cérat de Galien* (huile d'amandes douces, cire blanche, eau distillée de roses).

33° Onguents. — Corps gras et résineux.

Exemple : *Onguent digestif* (térébenthine de mélèze, jaune d'œuf, huile d'olives).

34° Glycérés. — Amidon et glycérine ; sert d'excipient.

35° Emplâtres. — On les divise en :

a) *Onguents emplâtres*. Résine et principe actif. Exemple : *Emplâtre de ciguë*.

b) *Emplâtres stéaratés*. — Stéarate de plomb. Exemple : *emplâtre simple* (oxyde de plomb, corps gras) ; forme la base des emplâtres composés. — Exemple : *emplâtre de Vigo cum mercurio* (emplâtre simple, gomme ammoniaque, myrrhe, safran, styrax, huile de lavande, mercure). En malaxant les emplâtres dans l'eau, on en forme des cylindres que l'on nomme *magdaléons*.

On applique ces emplâtres en *écussons* sur du linge, de la peau, du sparadrap.

36° Cataplasmes, sinapismes. — Poudres avec eau, pulpes, etc., étendues sur un linge. — *Cataplasme instantané* au *Fucus crispus*. — *Sinapismes Rigollot* (spécialité.)

IIIe CLASSE.

Formes liquides.

A. FORMES MIXTES.

37° Sucs naturels. — On désigne ainsi tout produit liquide naturel provenant d'animaux ou de végétaux.

On les divise en :

a) *Sucs aqueux.* — Eau, albumine, sels, sucre, acides. — Exemple : *suc de citron.*

b) *Sucs huileux.* — Exemple : *huile de ricin.*

c) *Sucs résineux.* — Exemple : *térébenthine citriodore.*

d) *Sucs laiteux.* — Matières cireuses, résineuses, albumine et eau. — Exemple : *suc de chélidoine;* l'*opium* et la *scammonée* sont des sucs laiteux desséchés pour expédition commerciale.

e) *Sucs essentiels.* — Huiles essentielles, toutes formées ou provenant d'une fermentation.

Exemple : *huile essentielle de laurier-cerise.*

38° Sucs artificiels ou solutés. — Principes actifs dissous dans des liquides divers.

On les divise en :

a) *Solutés aqueux.* — On obtient avec l'eau des solutions, macérations, digestions (45°), infusions (100°), décoctions (cuite à l'ébullition).

Exemple : *gargarisme alumineux, décoction de rhubarbe.*

b) *Solutés alcooliques, alcoolés, teintures, alcoola-*

tures (si plantes fraîches); *élixir* (alcool et sucre). Ils sont *simples* ou *composés*. Le rapport de la substance à l'alcool est de 1 à 5; plus rarement, de 1 à 8.

Exemple de teinture simple, pour usage interne : *teinture de safran;* — pour usage externe : *alcoolature d'arnica.*

Exemple de teinture composée, pour usage interne : *teinture de gentiane composée* (élixir amer de Peyrilhe); — pour usage externe : *teinture balsamique* (baume du commandeur).

c) *Solutés éthérés, éthérolés, teintures éthérées.* — Mélange d'alcool et d'éther. Rapport de la substance au liquide : 1 à 5.

Exemple, pour usage interne : *teinture éthérée d'Assa fœtida;* — pour usage externe : *teinture éthérée de cantharides.*

d) *Solutés vineux, œnolés, vins.* — On se sert de vins de Bordeaux, de Bourgogne, de Malaga; on y ajoute un peu d'alcool. — Rapport de la substance au vin : de 3 à 100.

Ils sont *simples* ou *composés.*

Exemple : vin simple, pour usage interne : *Vin de quinquina;* pour usage externe : *vin de roses rouges.*

Exemple : vin composé, pour usage interne : *vin antiscorbutique;* — pour usage externe : *vin aromatique.*

e) *Solutés par vinaigre, acétolés, vinaigres.*

Exemple : vinaigres simples, pour usage interne : *vinaigre de framboises;* — pour usage externe : *vinaigre de fleurs de sureau.*

Exemple : vinaigres composés, pour usage interne : *vinaigre d'angélique composé;* — pour usage externe : *vinaigre antiseptique de Pennès* (spécialité).

39° Eaux distillées. — Se préparent par distillation ; *hydrolats.*

Exemple : usage interne : *eau distillée de laurier-cerise ;* — exemple : usage externe : *eau distillée de roses.*

40° Alcoolats, esprits, quintessences, baumes. — S'obtiennent par distillation.

Exemple : usage interne : *eau de mélisse des Carmes.*

Exemple : usage externe : *baume de Fioraventi* (térébenthine, résine, myrrhe, racines aromatiques, cannelle).

B. FORMES LIQUIDES POUR USAGE INTERNE.

41° Sirops. — *Simples* et *composés.*

Exemple : simples : *sirop de codéine* (5 grammes ou 1 cuillerée à café contiennent 0,01 de codéine).

Exemple : composés : *sirop antiscorbutique de Portal* (racine de raifort, feuilles fraîches de co-chléaria, de cresson, racine de gentiane, de garance, quinquina calisaya).

42° Mellites et oxymellites. — Miel, eau, miel et vinaigre.

Exemple : *Oxymel scillitique.*

43° Boissons médicinales.

a) *Tisanes.* — Tiennent en dissolution une très petite quantité de principes ; s'obtiennent par solution, macération, digestion, infusion, décoction.

Exemple : *tisane commune des hôpitaux* (chien-dent, réglisse).

b) *Apozèmes.* — Plus actifs que les tisanes.

Exemple : *tisane de Feltz* (salsepareille, sulfure d'antimoine, colle de poisson, eau).

c) *Bières médicamenteuses.* — Rapport de la substance à la bière : 6 à 100.

Exemple : *bière antiscorbutique* (feuilles de cochléaria, racine de raifort, bourgeons de sapin, bière).

d) *Émulsions.* — Liquide lactescent.

Exemple : *émulsion d'amandes.*

e) *Limonades.* — Elles sont crues, cuites ou gazeuses. — Exemple : *Limonade citrique.*

f) *Eaux gazeuses.* — Eau chargée d'acide carbonique à 7 atmosphères, et autres gaz.

Exemple : *Eau oxyazotique lithinée* (eau chargée de protoxyde d'azote et de carbonate de lithium).

44° Potions. — De 120 à 150 grammes. *Looch,* potion épaissie par des principes mucilagineux.

Exemple : *looch blanc* (amandes douces et amères, sucre, gomme adragante, eau de fleurs d'oranger).

C. FORMES LIQUIDES POUR L'USAGE EXTERNE.

45° Liniment. — Huile et substance active.

Exemple : *liniment oléocalcaire* (huile d'olives, eau de chaux seconde).

46° Huiles médicinales. — Huile fixe et substance active. — Exemple : *huile de jusquiame.*

47° Lotions, collutoires, gargarismes. — Formes liquides appropriées à des emplois indiqués par le nom. En général, solutions ou mélanges aqueux. — Exemple : *eau végéto-minérale de Goulard* (sous-acétate de plomb, teinture vulnéraire).

48° Fomentations. — Température élevée, avec eau, vin, vinaigre.

49° Embrocations. — Huile chaude médicamenteuse ou non.

50° Injections. — Vésicales, uréthrales, vaginales, auriculaires, nasales, rectales ; ces dernières nommées lavement. Le lavement est évacuant à 500 gr. Il est à garder de 100 à 150 gr.

51° Bains.

a) *Généraux.* — Froids, chauds, 300 litres pour un bain. On y dissout des médicaments.

b) *Partiels.* — Aspersion, affusion, maniluves, pédiluves, bains de siège, douches : colonne d'eau de 2 à 4 mètres de haut, de quelques millimètres à 3 centimètres de diamètre d'ouverture du jet. La douche est descendante, ascendante, latérale, en cercle, en arrosoir. La douche écossaise est une alternance rapide d'un jet d'eau à 30° ou 52° et d'un même jet d'eau froide.

IVe CLASSE.

Formes médicamenteuses volatiles.

On donne le nom d'atmiatrie, d'ατμος, vapeur, à la partie de la médecine qui a pour but l'emploi de substances appliquées à l'état de gaz, de vapeurs, de fumée, de liquides pulvérisés. Il y a des formes pour l'usage interne et pour l'usage externe.

52° Formes gazeuses. — *Oxygène* (appareil Limousin), *protoxyde d'azote; eaux hydrosulfurées*, dont le gaz est employé en inhalations. *Acide carbonique*, application cutanée et vaginale. *Oxyde de carbone*, injection vaginale.

53° Vapeurs.
Eau, bains russes, étuves, douches.
Eau et substances volatiles, bains térébenthinés.
Chloroforme, éther, inhalations.
Brome, chlore, fumigations, inhalations.
Iode, iodure d'éthyle, fumigations, inhalations.
Nitrite d'amyle, inhalations.
Pétrole, inhalations.
Sulfure de mercure, bougies de cinabre.

54° Fumées. — *Clous fumants. Cigarettes.* — Exemple : *cigarettes de Trousseau* (feuilles de stramoine, de sauge).

55° Liquides pulvérisés. — Pour inhalations et pour anesthésie locale.

Les appareils à pulvérisation sont variés :

a) Liquides pulvérisés sur un disque (*appareil de Sales-Girons*) ;

b) Appareil à air comprimé pulvérisant le liquide sortant par une ouverture filiforme (*hydrofère de Mathieu*) ;

c) Appareils à vapeur d'eau entraînant une gouttelette de liquide médicamenteux (*appareil de Sieglé*) ;

d) Appareils à soufflet à air (*appareil de Richardson, appareil de Galante*).

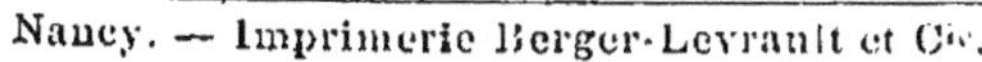

Nancy. — Imprimerie Berger-Levrault et Cⁱᵉ.

NANCY. — IMPRIMERIE BERGER-LEVRAULT ET Cie.